ISBN: 3-920192-98-2
VVA-Nr.: 297/00098-1

Martinistraße 2, D-4400 Münster

Printed in Germany by Bentrup Druck, Bielefeld
Buchbinderische Verarbeitung:
Klemme und Bleimund, Bielefeld

Die Weihnachtsgeschichte

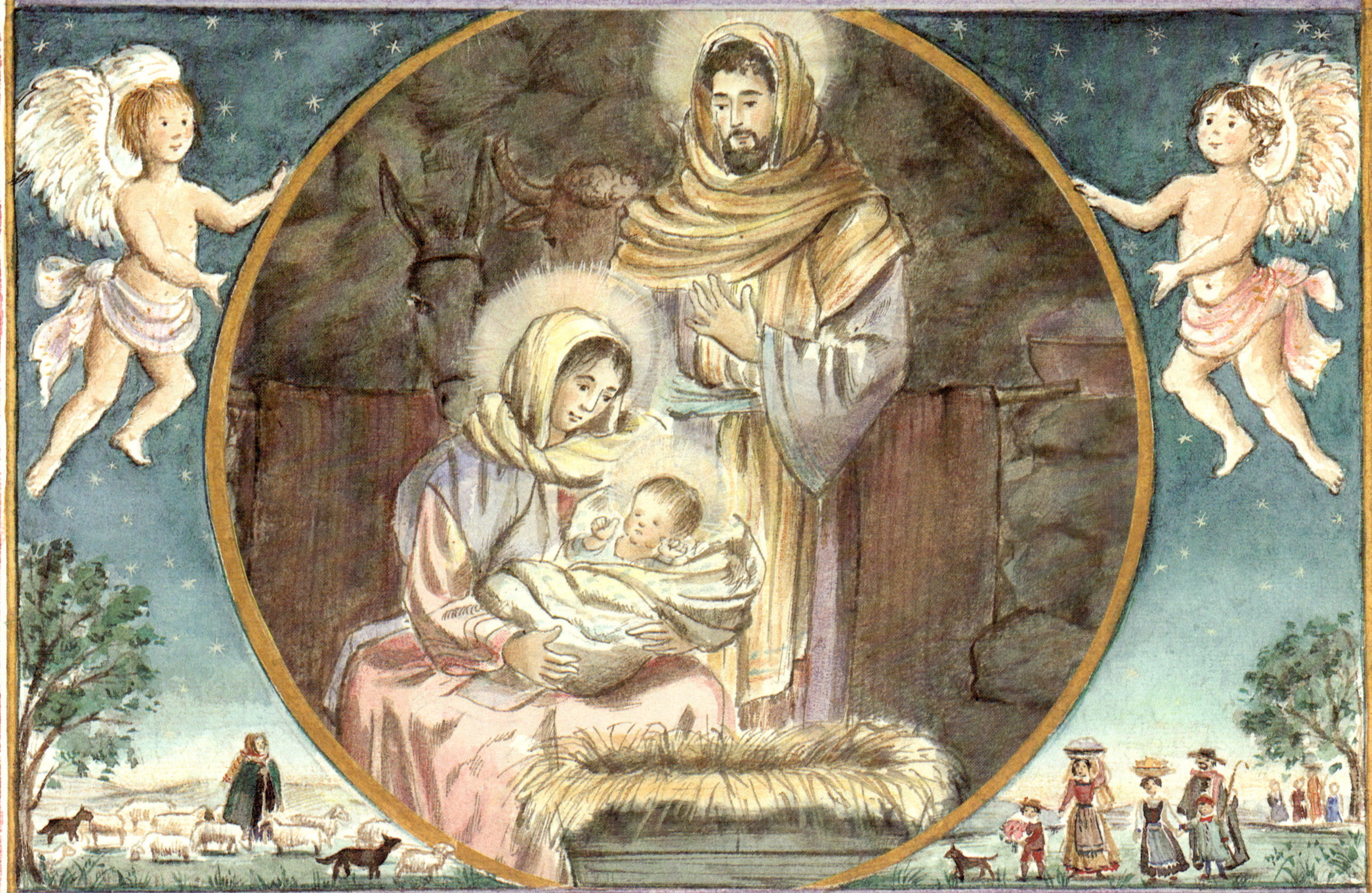

nach Lukas und Matthäus · illustriert von Cornelia von Seidlein

F. Coppenrath Verlag

In jenen Tagen erließ Kaiser Augustus den Befehl, alle Bewohner des Reiches in Steuerlisten einzutragen. Dies geschah zum erstenmal; damals war Quirinius Statthalter von Syrien.

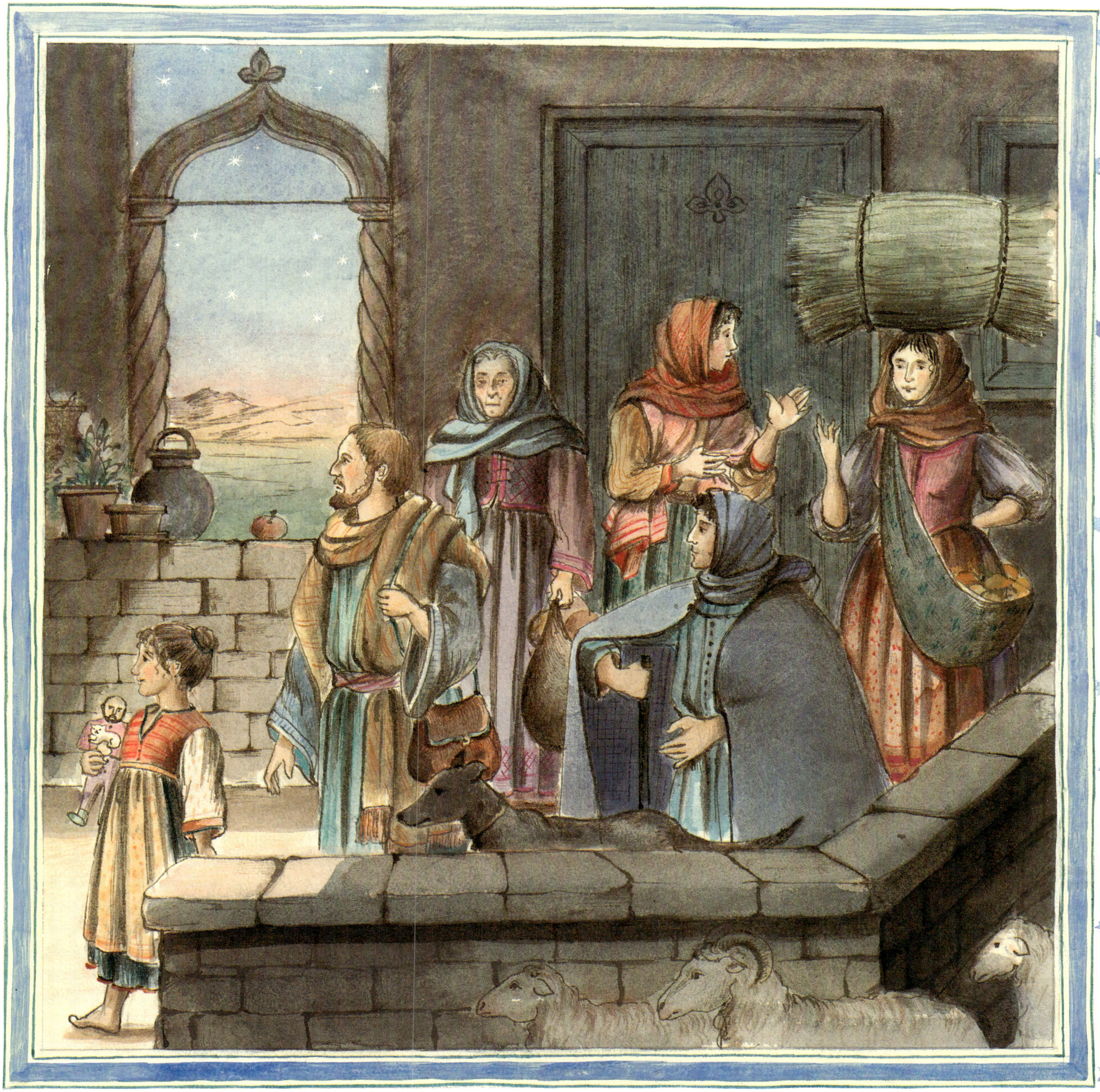

Da ging jeder in seine Stadt, um sich eintragen zu lassen. So zog auch Josef von der Stadt Nazaret in Galiläa hinauf nach Judäa in die Stadt Davids, die Betlehem heißt; denn er war aus dem Haus und Geschlecht Davids.

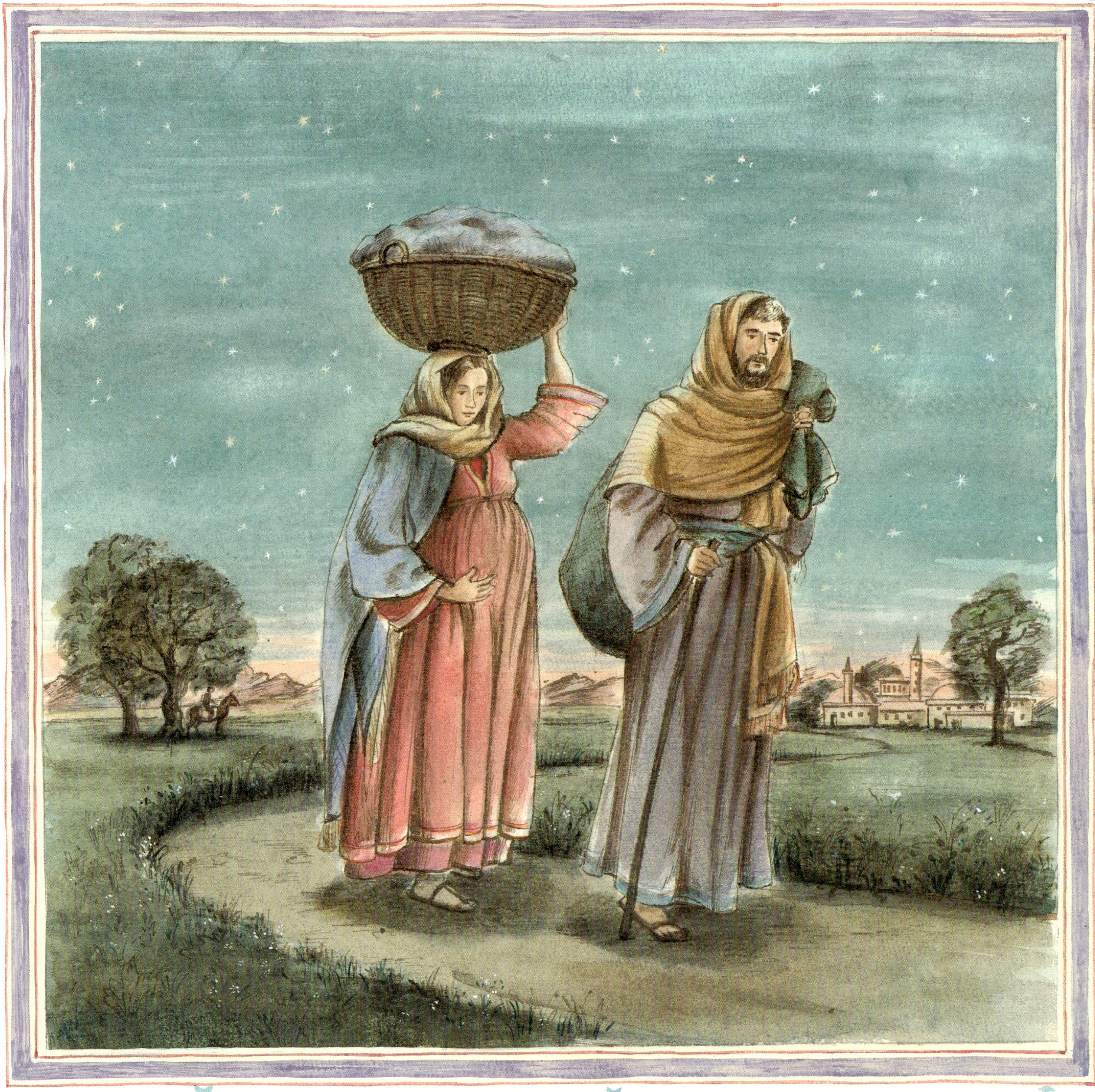

Er wollte sich eintragen lassen mit Maria, seiner Verlobten, die ein Kind erwartete. Als sie dort waren, kam für Maria die Zeit ihrer Niederkunft.

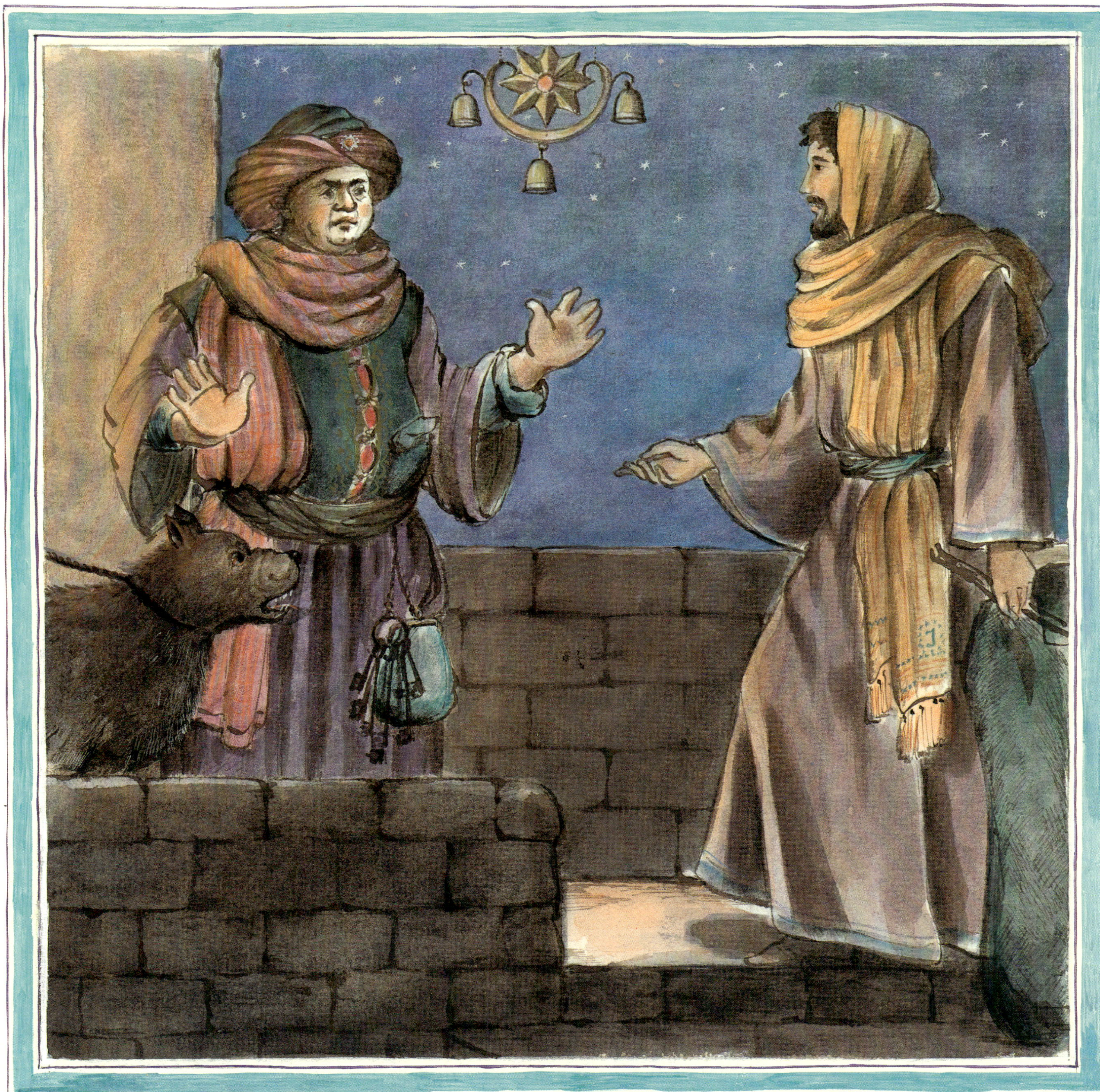

Und sie gebar ihren Sohn, den Erstgeborenen. Sie wickelte ihn in Windeln und legte ihn in eine Krippe, weil in der Herberge kein Platz für sie war.

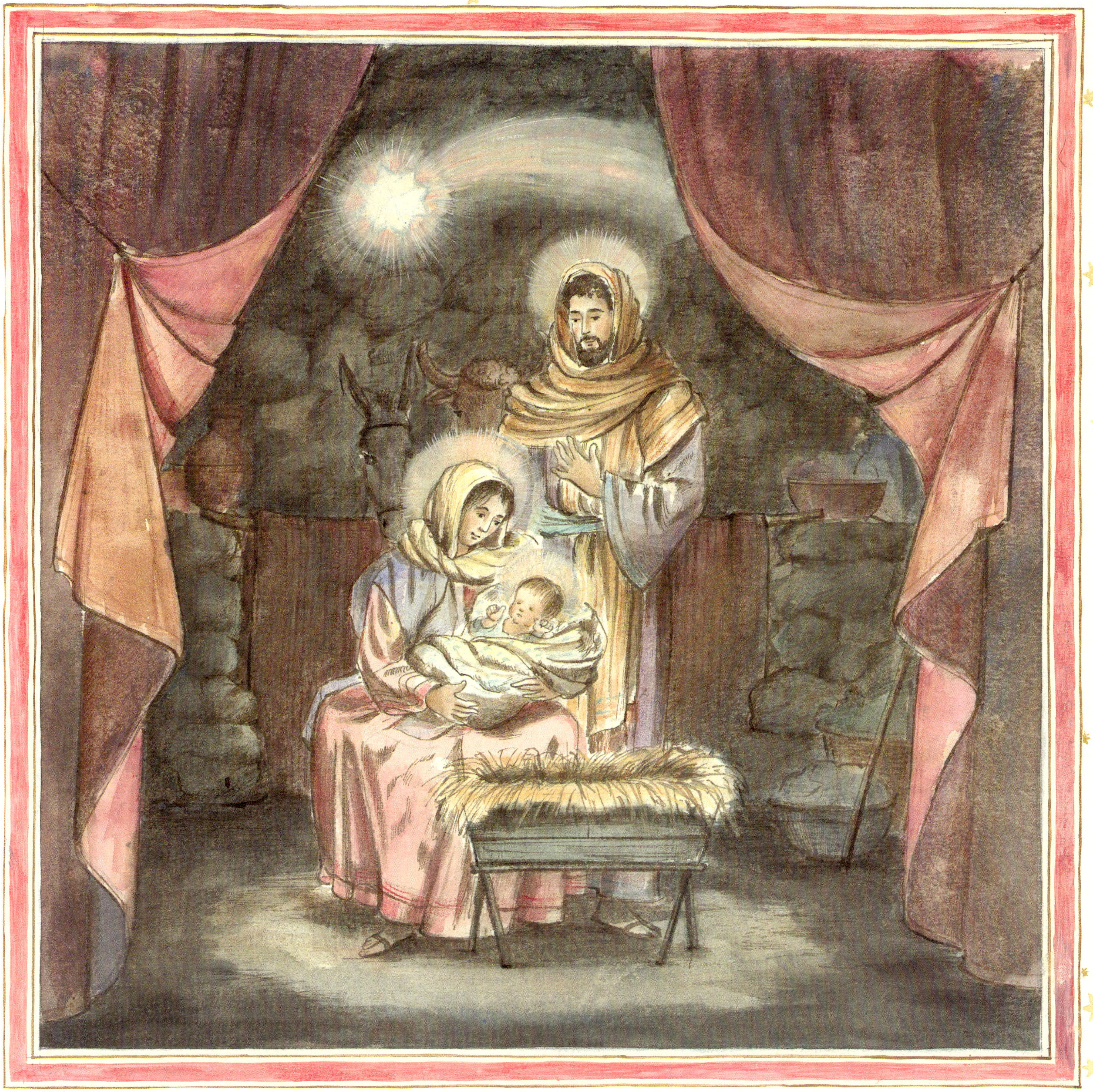

In jener Gegend lagerten Hirten auf freiem Feld und hielten Nachtwache bei ihrer Herde.

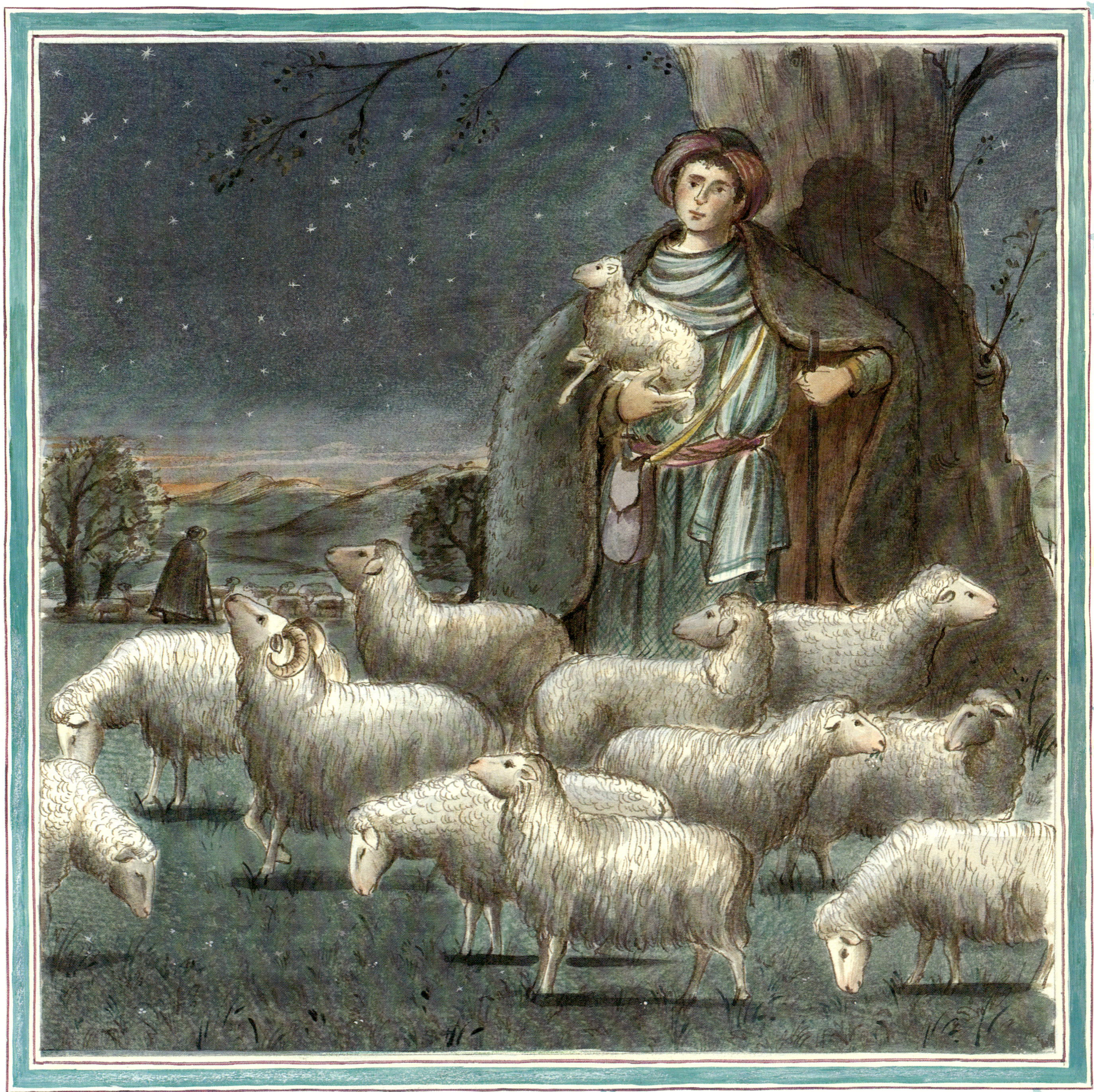

Da trat der Engel des Herrn zu ihnen, und der Glanz des Herrn umstrahlte sie. Sie fürchteten sich sehr.

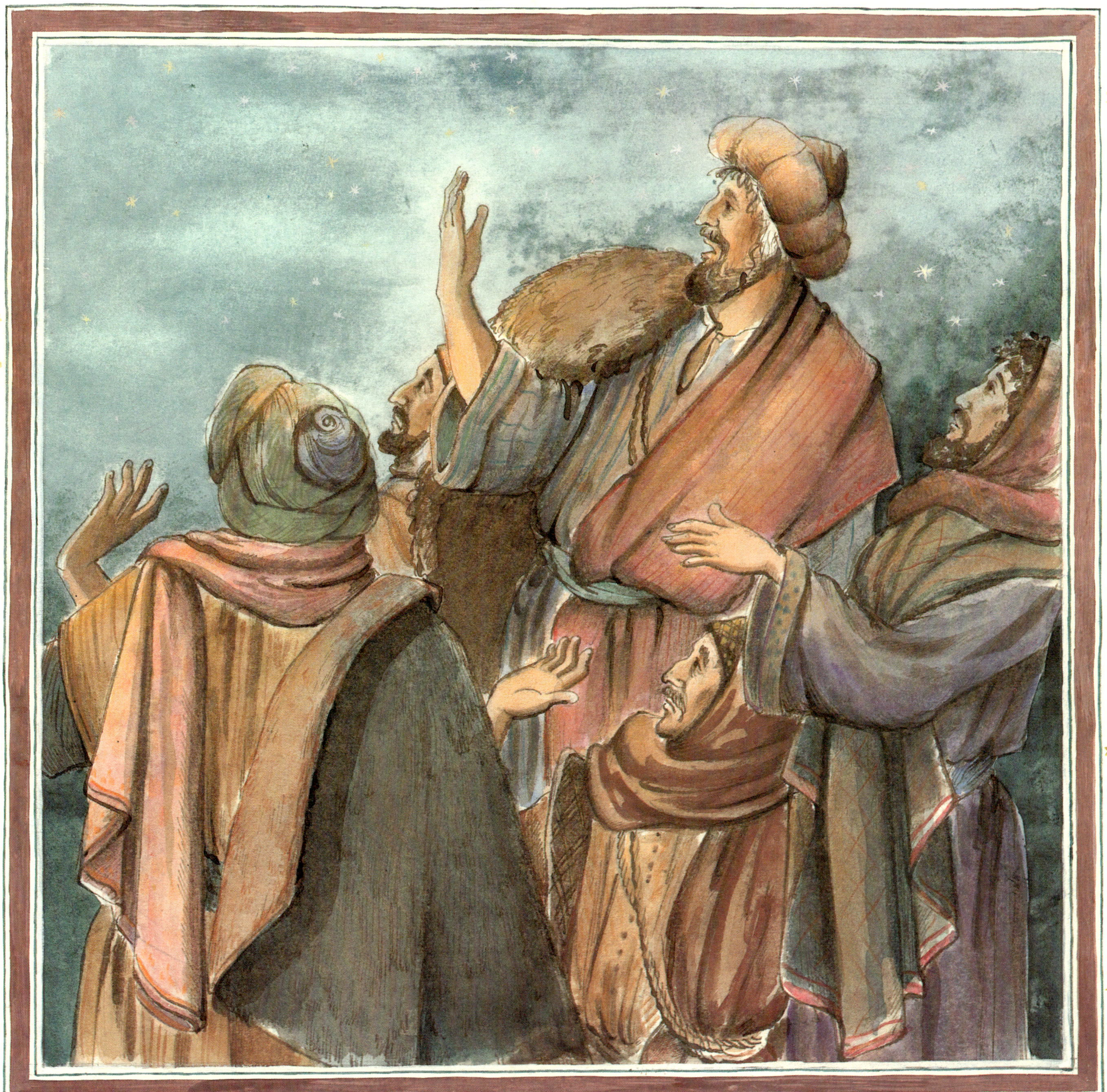

Der Engel aber sagte zu ihnen: „Fürchtet euch nicht, denn ich verkünde eine große Freude, die dem ganzen Volk zuteil werden soll: Heute ist euch in der Stadt Davids der Retter geboren; er ist der Messias, der Herr. Und das soll euch als Zeichen dienen: Ihr werdet ein Kind finden, das, in Windeln gewickelt, in einer Krippe liegt. Und plötzlich war bei dem Engel ein großes himmlisches Heer, das Gott lobte und sprach:

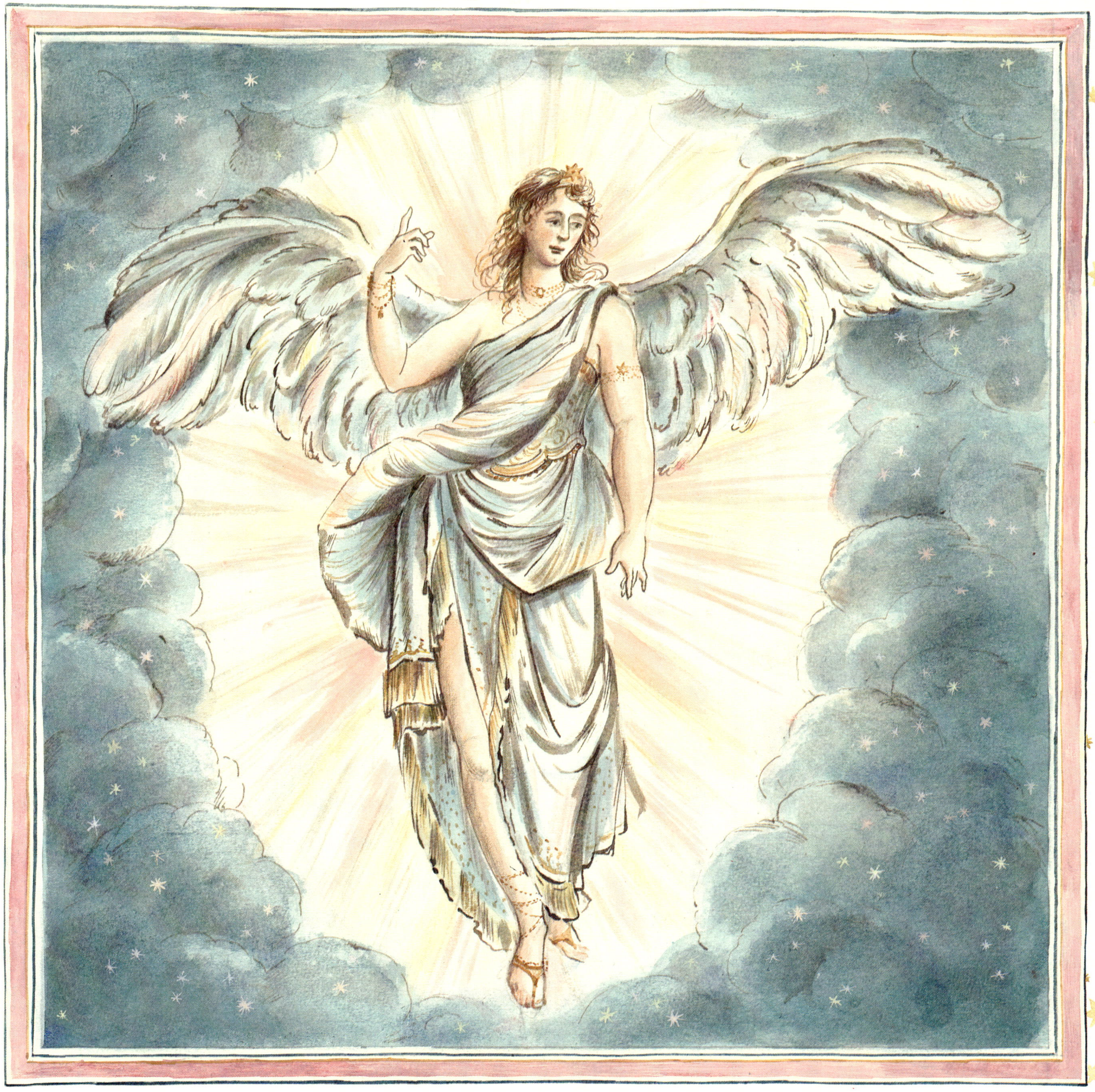

Verherrlicht ist Gott in der Höhe, und auf Erden ist Friede bei den Menschen seiner Gnade." Als die Engel sie verlassen hatten und in den Himmel zurückgekehrt waren, sagten die Hirten zueinander: „Kommt, wir gehen nach Betlehem, um das Ereignis zu sehen, das uns der Herr verkünden ließ." So eilten sie hin und fanden Maria und Josef und das Kind, das in der Krippe lag.

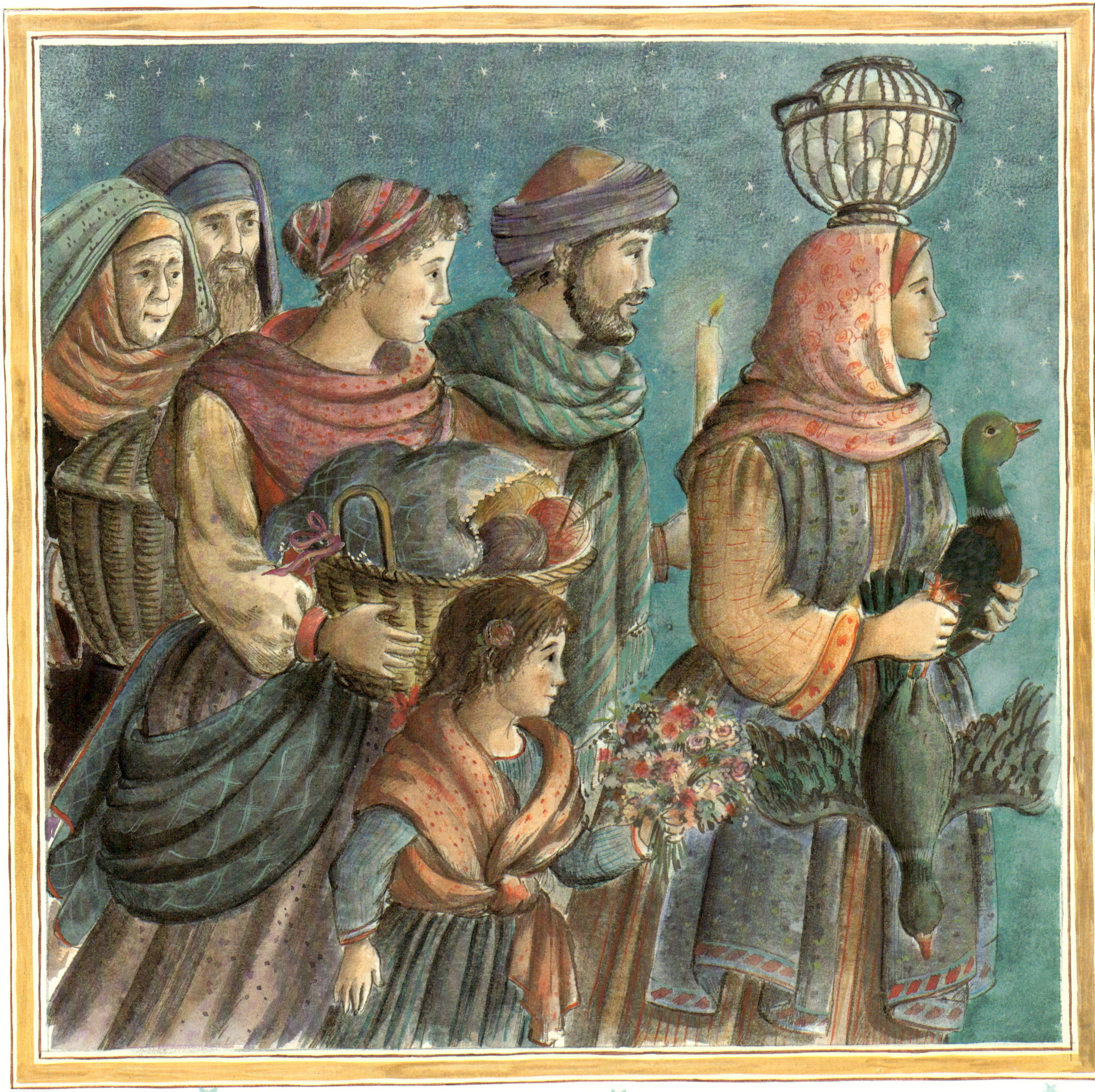

Als sie es sahen, erzählten sie, was ihnen über dieses Kind gesagt worden war. Und alle, die es hörten, staunten über die Worte der Hirten. Maria aber bewahrte alles, was geschehen war, in ihrem Herzen und dachte darüber nach. Die Hirten kehrten zurück, rühmten Gott und priesen ihn für das, was sie gehört und gesehen hatten; denn alles war so gewesen, wie es ihnen gesagt worden war.

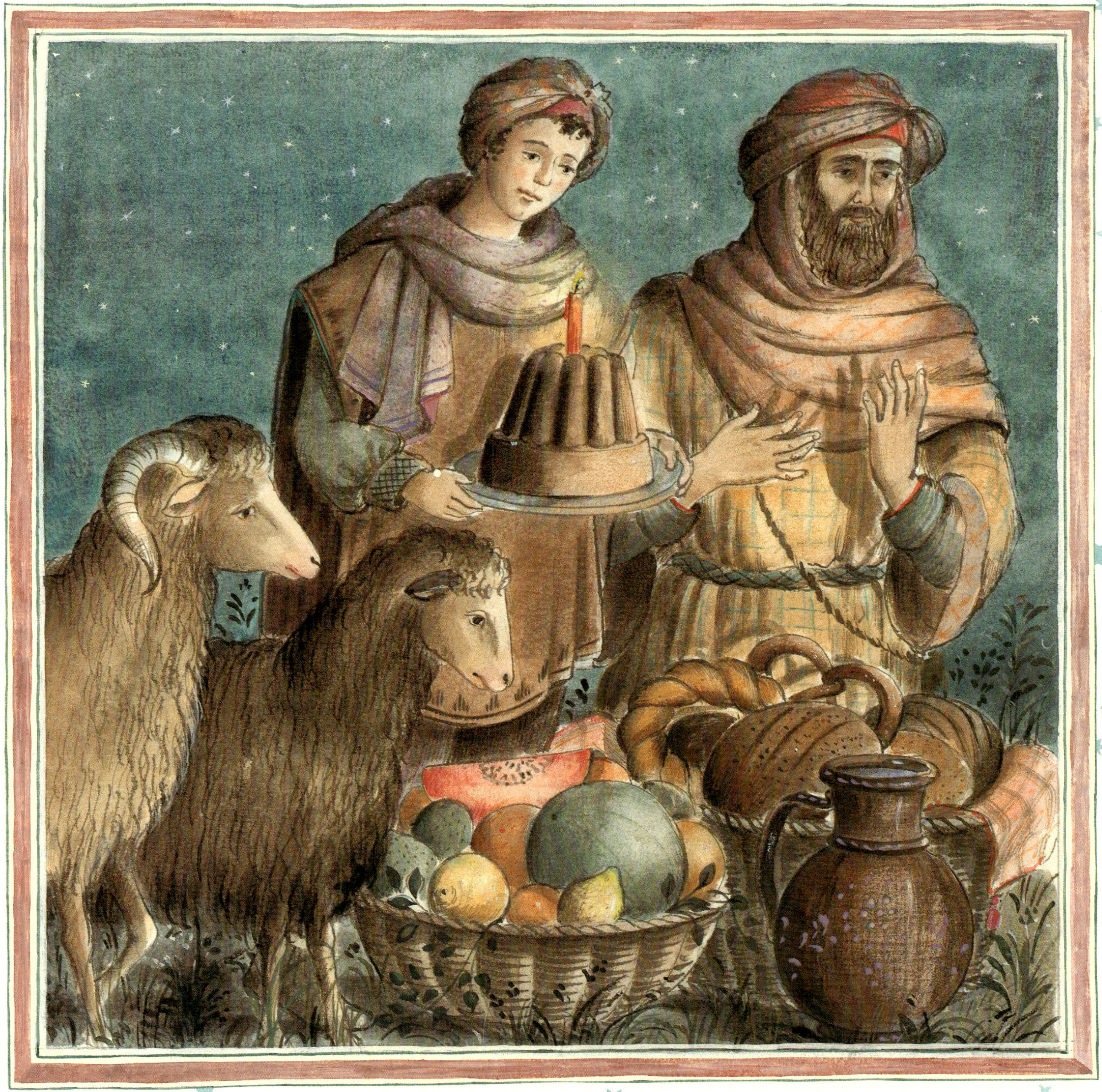

Als Jesus zur Zeit des Königs Herodes in Betlehem in Judäa geboren war, kamen Sterndeuter aus dem Osten nach Jerusalem und fragten: „Wo ist der neugeborene König der Juden? Wir haben seinen Stern aufgehen sehen und sind gekommen, um ihm zu huldigen." Als König Herodes das hörte, erschrak er und mit ihm ganz Jerusalem.

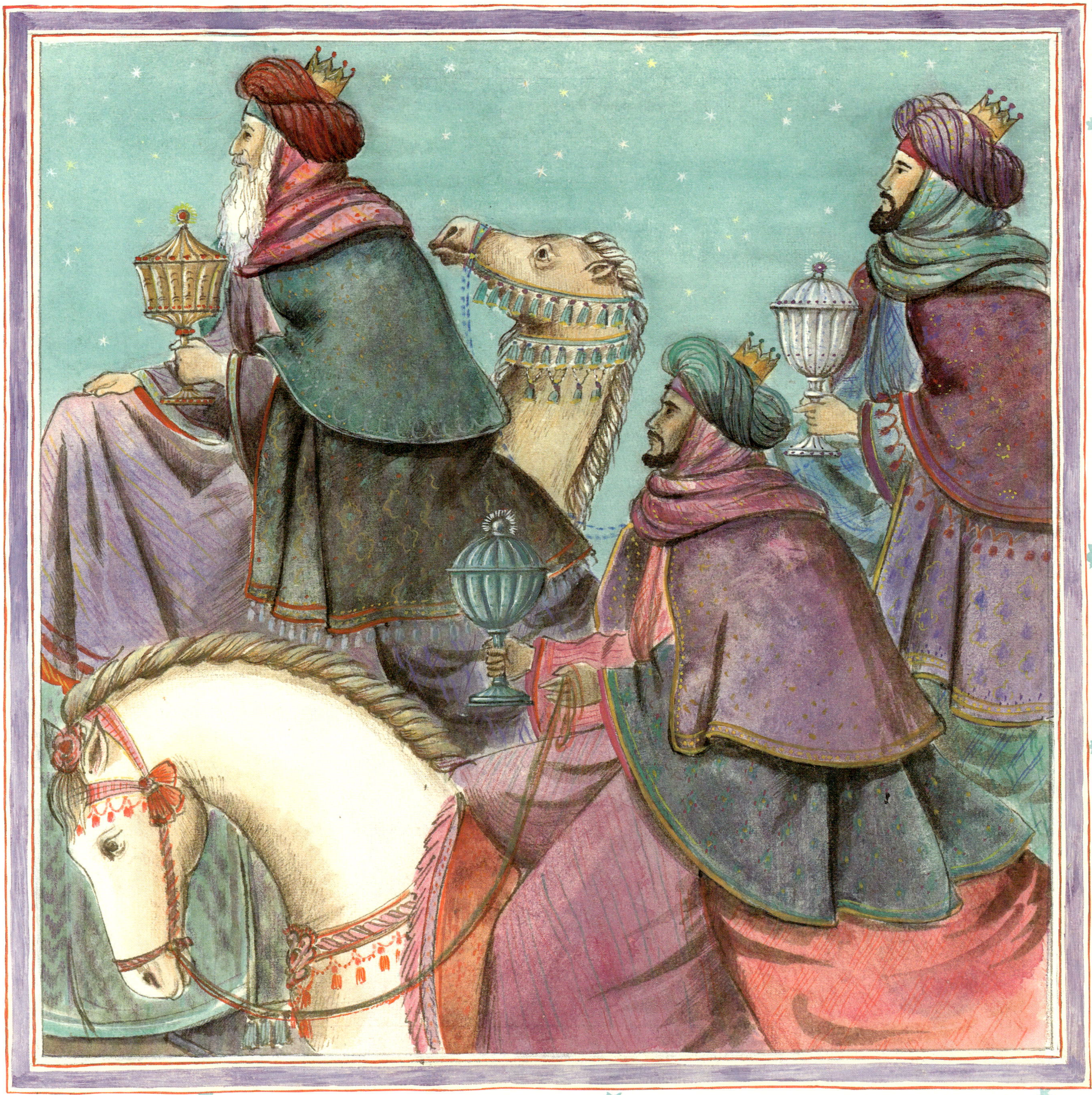

Er ließ alle Hohenpriester und Schriftgelehrten des Volkes zusammenkommen und erkundigte sich bei ihnen, wo der Messias geboren werden sollte. Sie antworteten ihm: „In Betlehem in Judäa; denn so steht es bei den Propheten: Du, Betlehem im Gebiet von Juda, bist keineswegs die unbedeutendste unter den führenden Städten von Juda; denn aus dir wird ein Fürst hervorgehen, der Hirt meines Volkes Israel."

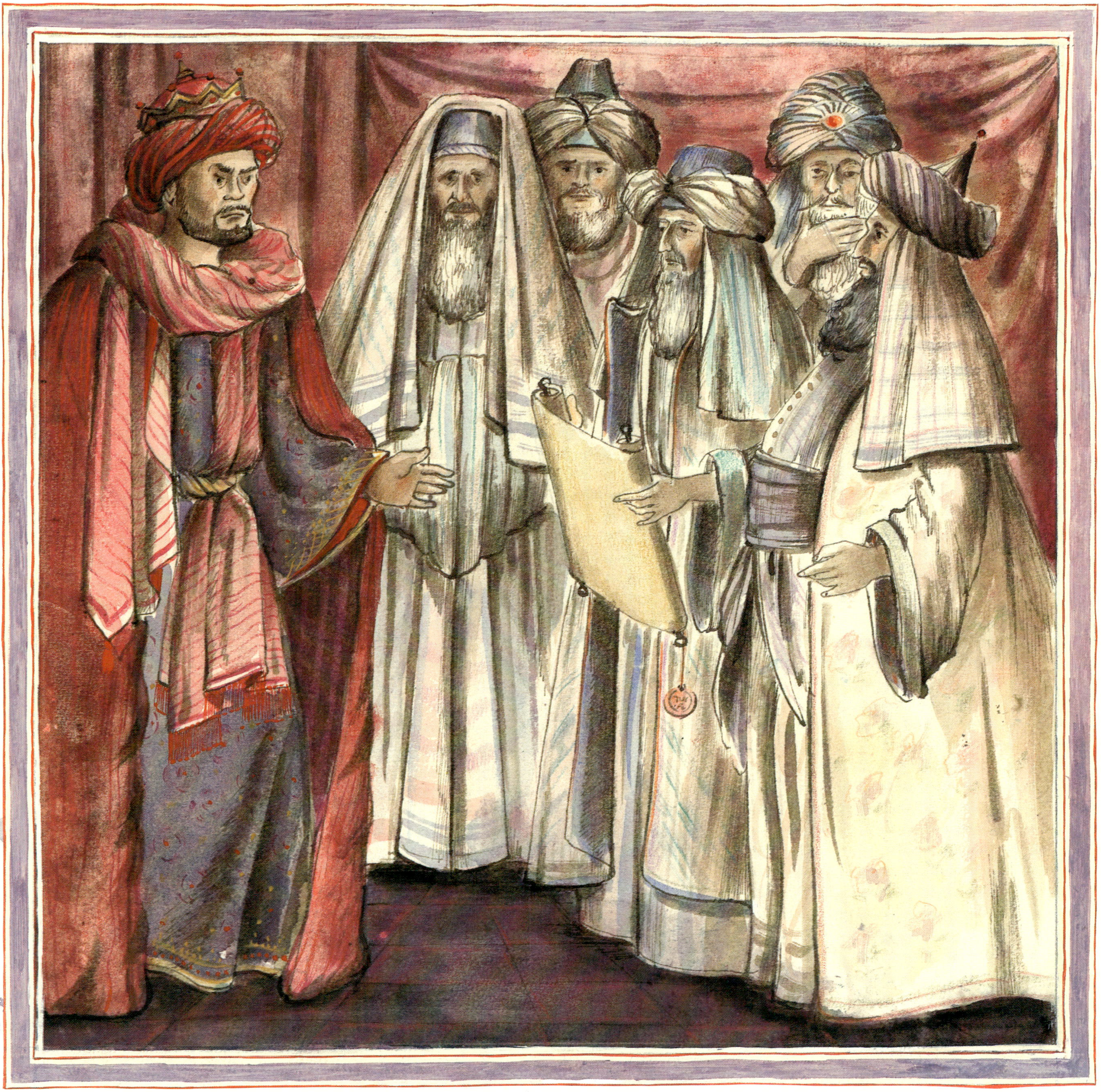

Danach rief Herodes die Sterndeuter heimlich zu sich und ließ sich von ihnen genau sagen, wann der Stern erschienen war. Dann schickte er sie nach Betlehem und sagte: „Geht und forscht sorgfältig nach, wo das Kind ist; und wenn ihr es gefunden habt, berichtet mir, damit auch ich hingehe und ihm huldige." Nach diesen Worten des Königs machten sie sich auf den Weg. Und der Stern, den sie hatten aufgehen sehen, zog vor ihnen her bis zu dem Ort, wo das Kind war; dort blieb er stehen. Als sie den Stern sahen, wurden sie von sehr großer Freude erfüllt.

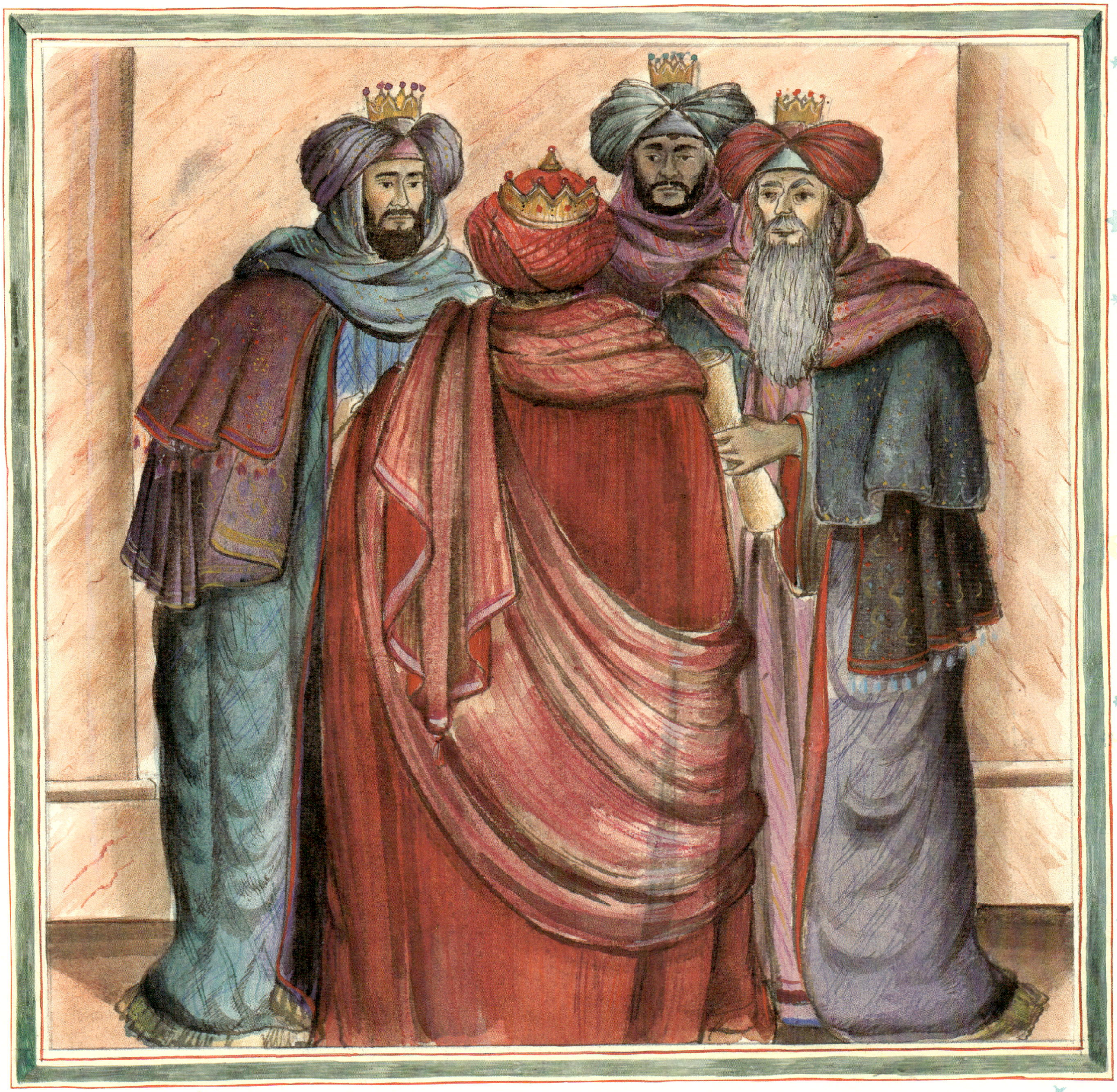

Sie gingen in das Haus und sahen das Kind und Maria, seine Mutter; da fielen sie nieder und huldigten ihm. Dann holten sie ihre Schätze hervor und brachten ihm Gold, Weihrauch und Myrrhe als Gaben dar. Weil ihnen aber ihm Traum geboten wurde, nicht zu Herodes zurückzukehren, zogen sie auf einem anderen Weg heim in ihr Land.

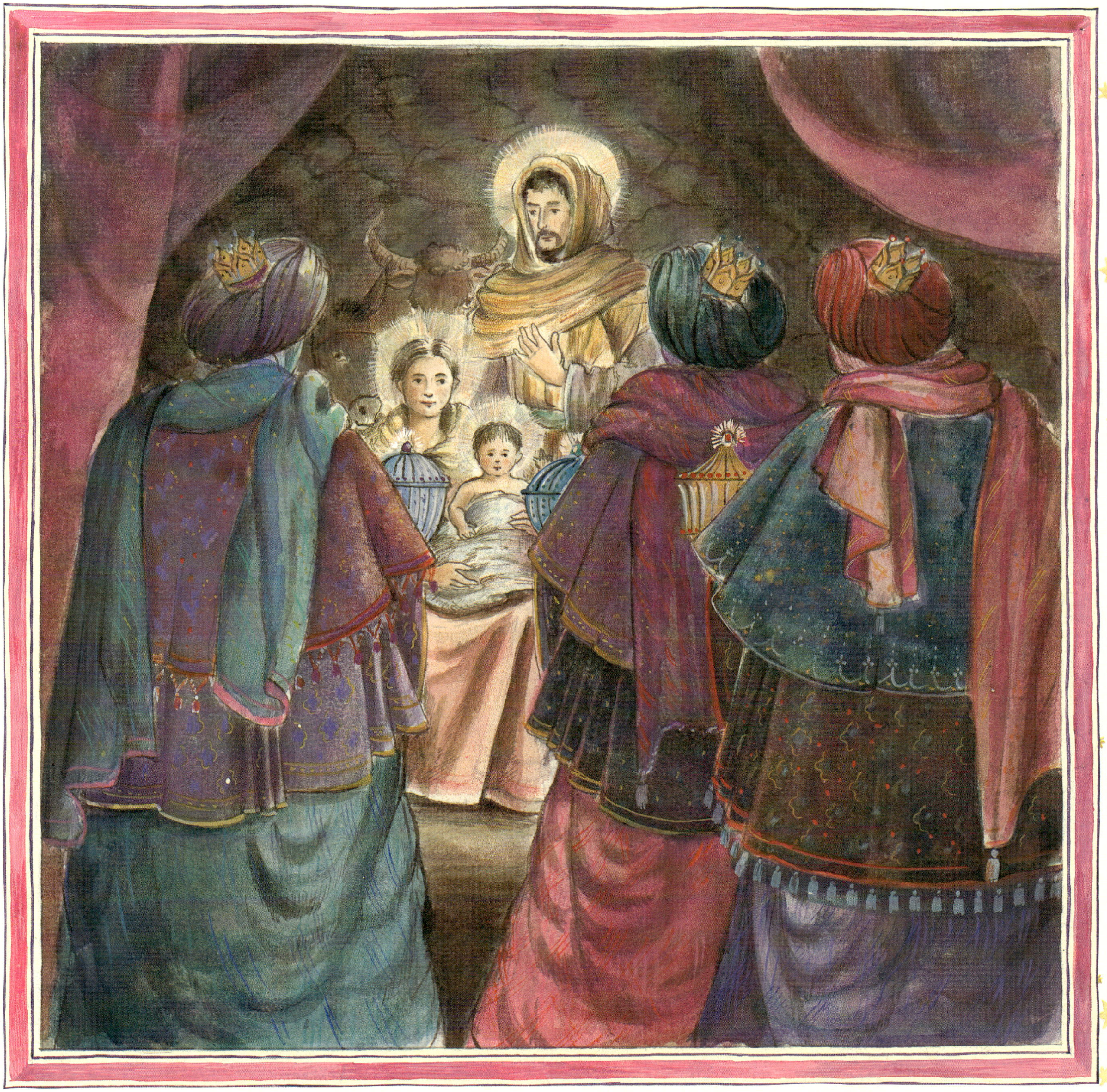

Als die Sterndeuter wieder gegangen waren, erschien dem Josef im Traum ein Engel des Herrn und sagte: „Steh auf, nimm das Kind und seine Mutter und flieh nach Ägypten; dort bleibe, bis ich dir etwas anderes auftrage; denn Herodes wird das Kind suchen, um es zu töten.” Da stand Josef in der Nacht auf und floh mit dem Kind und dessen Mutter nach Ägypten.

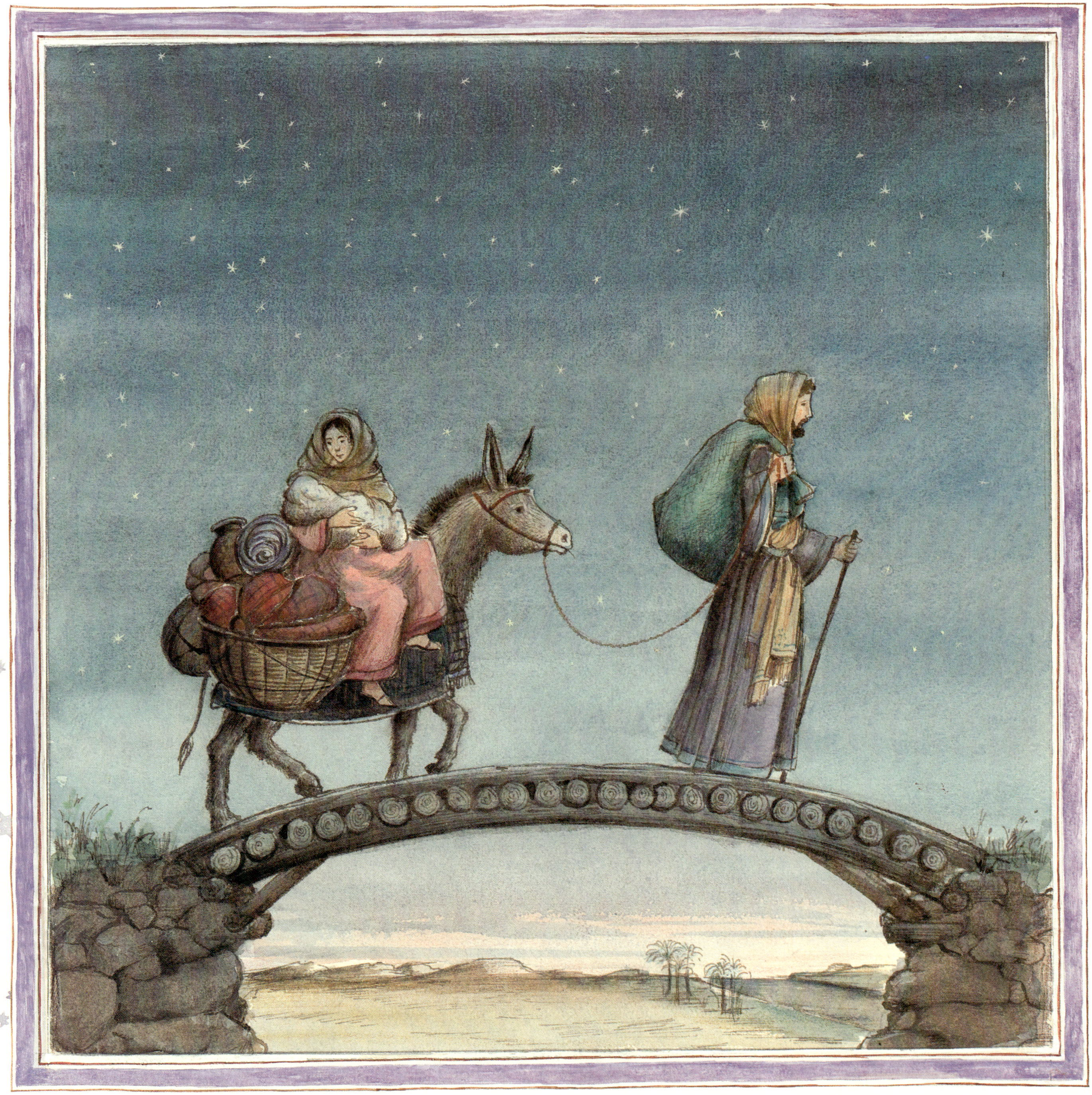